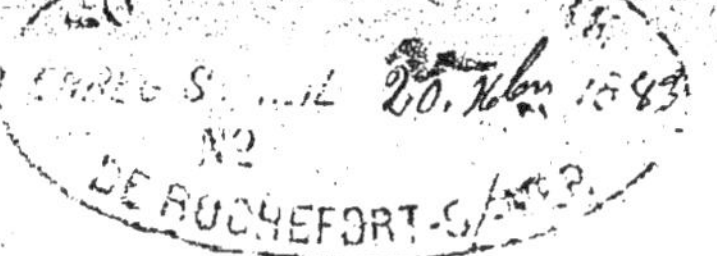

DE L'ANESTHÉSIE CHIRURGICALE

DISCOURS

PRONONCÉ LE 3 NOVEMBRE 1883

A LA SÉANCE DE RENTRÉE DE L'ÉCOLE DE MÉDECINE NAVALE DE ROCHEFORT

par

M. LE Dr DUPLOUŸ

PROFESSEUR DE CLINIQUE CHIRURGICALE

MÉDECIN EN CHEF DE LA MARINE

ROCHEFORT
Société anonyme de l'Imprimerie Ch. Thèze, place Colbert.

—

1883.

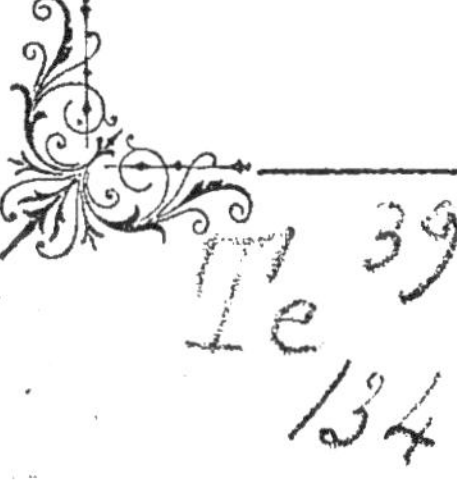

DE L'ANESTHÉSIE CHIRURGICALE

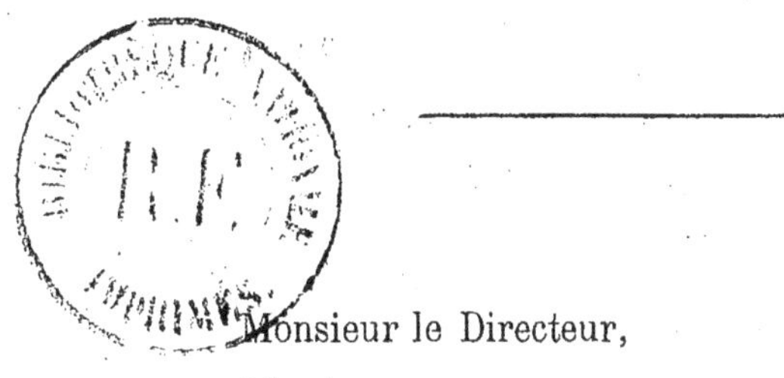

Monsieur le Directeur,

Messieurs,

Lorsque j'eus l'honneur, il y a bientôt vingt ans, de prononcer le discours de rentrée, j'abordais le double enseignement de la médecine opératoire et de la clinique chirurgicale, et j'avais tenu à me placer sous la puissante égide d'un nom justement vénéré dans cette École : nul ne posséda mieux que Clémot, la présence d'esprit, l'intrépidité et la confiance en soi, ces qualités maîtresses en chirurgie, nul ne sut mieux les éveiller et les développer chez les autres ; j'avais cherché à le peindre sans flatter ni assombrir le tableau.

La tâche périlleuse qui m'incombe encore aujourd'hui me paraîtrait un peu lourde si je ne comptais pour en alléger le poids, sur les sympathies de l'Ecole. Sans parler des difficultés inhérentes au choix d'un sujet susceptible d'intéresser un auditoire mixte, j'ai quelque peu désappris, je l'avoue, les règles classiques du discours et je me sentirais fort embarrassé s'il me fallait, comme on me l'enseigna jadis, marquer nettement les différentes parties de mon sujet, l'exposer dans un style majestueux et dérouler à la péroraison ces longues périodes cicéroniennes si chères à nos pères. Je ne saurais, je le confesse humblement, chercher à m'enlever d'un pareil souffle, et je sens bien que, nouvel Icare, s'il m'en prenait la fantaisie, vous me feriez lourdement retomber sur la terre.

Je ne suis, Messieurs, qu'un chirurgien chez lequel l'observation froide et rigoureuse des faits, le réalisme des détails, ont incessamment refoulé, sans les éteindre, les aspirations passionnées de l'art, et je vous demande la permission de réduire le discours proprement dit aux modestes proportions d'une causerie intime et familière, comme le sont nos cliniques de l'année.

Jetant un regard en arrière, après une route déjà longue dans la vie chirurgicale, je chercherais en vain parmi mes impressions personnelles, un sujet plus digne de fixer votre attention que les anesthésiques, qui ont accompli une révolution si consolante dans la pratique de notre art ; les mille et un incidents de la clinique ne me laissent pas toujours le temps de développer suffisamment ce sujet, et il ne sera pas inutile, au début de vos études, de vous rassurer à l'endroit des anesthésiques trop redoutés du public extra-médical, et de vous démontrer que, sauf quelques cas rarissimes, le chirurgien peut, à force d'attention et de prudence, les rendre tout à fait inoffensifs. Le spectacle de la première opération que je vis faire dans cet Hôpital, en 1845, est encore vivant à mes yeux. Mon cœur battait aussi fort que celui d'un conscrit à sa première affaire ; j'allais voir opérer Clémot, dont le nom exerçait sur nos jeunes esprits une véritable fascination ; il s'agissait d'une procidence avec hypertrophie de la langue plus que quadruplée de volume, c'est-à-dire d'un fait sans précédent pour les assistants et peut-être même pour l'opérateur, qui ne se piquait pas de littérature médicale. Le plan opératoire, fait séance tenante, fut aussi rapidement exécuté que conçu : un large V à pointe postérieure, taillé en plein drap, permit la résection de toute la partie exubérante, et le rapprochement fut obtenu à l'aide de fils de fer passés à travers l'épaisseur de la langue. Le jeune malade se débattait convulsivement entre les mains des aides et remplissait la scène de ses cris ; le sang coulait à flots, menaçant de s'engouffrer dans le pharynx ; notre émotion était grande et l'un de nous roulait évanoui sur le parquet. Clémot impassible, pendant que nous nous pressions autour de notre condisciple, continuait avec un admirable sang-froid son œuvre humanitaire et la menait à bonne fin.

La chirurgie n'offre plus, aujourd'hui, ce cachet de grandeur un peu sauvage : l'hémostase est puissamment assurée, les manœuvres opératoires sont plus précises, et, grâce aux anesthésiques, n'était l'impression naturelle qu'éprouve l'opéré au moment de faire volontairement l'abandon absolu de sa personne, tout se passe, sauf quelques cas exceptionnels, avec une telle simplicité que chacun des assistants, même des plus inexpérimentés, peut se dire qu'il serait capable d'en faire autant. Voyez, pour ne parler ici que des opérations les plus gigantesques, de celles qu'on traitait encore de *boucherie*, il n'y a pas trente ans, avec quel sourire confiant la malheureuse qui va jouer librement sa vie contre une guérison un peu problématique aborde la table d'opérations ; elle sait qu'elle ne sentira rien et elle ne songe pas un instant à se révolter pas plus contre le chloroforme que contre l'opérateur ; et les enfants, inconscients du danger, mais si faibles contre la douleur, que de fois ne nous est-il pas arrivé de les aborder sans instruments apparents, d'introduire nos aides pendant le sommeil chloroformique, puis de les opérer, sans qu'ils s'en soient doutés, comme par une sorte d'escamotage ! Des trois termes en lesquels se résumait la chirurgie de nos devanciers : *cito, tuto et jucunde;* le premier, bien qu'un peu trop négligé à mon sens, a perdu beaucoup de son importance ; le second, le *tuto*, n'a pas cessé de dominer la pratique ; quant au troisième, au *jucunde*, expression purement platonique d'un vœu qui semblait irréalisable autrefois, il est aujourd'hui pleinement satisfait.

L'idée de supprimer la douleur dans les opérations est trop naturelle pour ne pas être aussi vieille que la chirurgie ; et, comme pour tous les problèmes dont la solution a tourmenté l'humanité depuis son berceau, on peut, en cherchant bien, retrouver la trace des efforts tentés dans cette voie ; on peut même suivre à travers les âges, depuis Hérodote jusqu'à la fin du XIIIe siècle, des velléités d'inhalation ou du moins d'odoration des vapeurs soporifiques ; puis vient une longue période préparatoire, marquée par des essais plus ou moins heureux, au milieu desquels tranche vigoureusement l'emploi du protoxide d'azote, par Humphry Davy : l'inhalation gazeuse est désormais conquise, le hasard fera le reste. Je ne puis mieux faire que de vous renvoyer aux pages émouvantes que M. Rochard a consacrées, dans son impérissable ouvrage, à l'historique de l'anesthésie ; je ne pourrais, en le reprenant à mon tour, qu'en affaiblir l'impression.

Un professeur de Milan, le docteur Alfonso Corradi, découvrait récemment, dans le *Décameron*, un passage assez curieux, qui tendrait à prouver que non seulement on connaissait les anesthésiques au temps de Boccace, mais encore qu'on pratiquait la chirurgie conservatrice que nous croyons tout à fait moderne. Il s'agit d'un célèbre chirurgien de Salerne qui, pour extraire un sequestre à un malade, avait résolu de l'endormir ; le breuvage narcotique qu'il lui destinait fut pris par mégarde, dans la propre maison du docteur, par un jeune homme qui faillit payer de la vie sa visite nocturne. On ne dirige guère de fouilles scientifiques dans cette littérature frivole ; mais, tout en faisant une large part à l'imagination du conteur, cette trouvaille est assez curieuse. Boccace parle, dans une autre nouvelle, d'un pharmacien, nommé Spinelli, qui vendait la recette d'une eau si soporifique qu'on s'endormait paisiblement en respirant ses vapeurs. Ces ingénieuses fictions prouvent que l'idée existait depuis longtemps en germe, mais elle ne paraissait pas près d'éclore. Toutes ces aspirations indécises, tous ces essais plus ou moins heureux ne peuvent ternir en rien la gloire de Jackson et Morton, car il n'appartient qu'aux hommes de génie de féconder les faits dus au hasard. Il était tombé bien des pommes avant que Newton fit jaillir de l'une d'elles les lois de la gravitation universelle !

« Eviter la douleur dans les opérations, » disait Velpeau, dans la dernière édition de sa *Clinique*, « est une chimère à jamais irréa-« lisable et qu'il n'est pas permis de poursuivre aujourd'hui. » On ne devrait guère employer, dans les sciences, les mots *jamais* et *toujours !* L'illustre chirurgien venait à peine d'écrire cette phrase que la nouvelle de la découverte des propriétés anesthésiques de l'éther franchissait l'Atlantique et se répandait en Europe avec la rapidité de l'éclair ; l'enthousiasme fut tel qu'il ne laissa point de place à l'incrédulité, bien que la découverte nous vînt d'Amérique. Tous les chirurgiens se mirent résolument à l'œuvre : nos maîtres de la marine furent des premiers.

Dès 1847, J. Roux instituait, à Toulon, de nombreuses expériences et imaginait son sac à éthérisation, destiné à assurer le mélange de l'air et de l'éther ; c'est encore l'appareil que préfère aujourd'hui M. Gosselin. Je le vis employer, dans cet hôpital, par Follet et Laurencin, et je puis affirmer qu'il soutint dignement la comparaison avec les appareils infiniment plus compliqués de Charrière et de Lüer. Il se produisit même, pendant l'une des opérations faites avec le grand appareil à soupapes de Charrière, un incident qui faillit tourner au tragique. Follet allait opérer un officier, d'un lipôme de la nuque, et on devait le soumettre aux inhalations d'éther ; le malade, doué d'une force herculéenne, paraissait s'y prêter avec docilité, lorsqu'après quelques inhalations, pris d'un délire furieux, il saisit un long bistouri laissé à sa portée, et se précipita au milieu de la chambre, menaçant le chirurgien et ses aides. Nous n'eûmes que le temps de déguerpir, peu touchés, je l'avoue, des bienfaits de l'éthérisation. On ne pouvait incriminer ni l'éther ni l'appareil, mais bien les habitudes alcooliques du sujet, dont nous ne connaissions pas alors l'influence néfaste sur la marche de l'anesthésie. Ce fait m'inspira de bonne heure, pour l'éther, une répulsion à laquelle je n'ai jamais pu me soustraire.

M. Maher faisait, à la même époque, à l'hôpital du bagne de Toulon, l'une des premières amputations de cuisse qu'on ait pratiquées sous l'influence de l'éther ; son malade avait eu si peu conscience de l'opération, qu'on lui demanda à son réveil s'il voulait être opéré.

Dans le même port, Levicaire étudiait sur des chiens l'action physiologique de cet agent. A Brest, M. Marcellin Duval avait, de son côté, imaginé un appareil très pratique, à l'aide duquel on fit, à la clinique de l'Ecole, plusieurs amputations. Seul, Clémot ne recourut pas aux anesthésiques : ils arrivaient trop tard pour lui ; peut-être voyait-il à regret s'éloigner de la scène chirurgicale les émotions puissantes, indispensables à sa nature de fer ?

Un an plus tard, quand parut le chloroforme, la marine eut la gloire de doter la chirurgie d'un moyen très simple de donner l'anesthésique avec une sécurité complète : le cornet Reynaud, dont je n'ai pas à vous faire la description, ne fut d'abord aussi bien accueilli qu'il le méritait. Velpeau, le jugeant inutile, le comparait volontiers à un cornet d'escamoteur ; je dus parfois, à la Charité, élever timidement la voix, en présence du maître, pour le défendre contre sa verve railleuse ou contre une indifférence plus dangereuse encore et démontrer par la pratique sa supériorité sur la compresse dont on se servait exclusivement dans les hôpitaux de Paris. On y craignait beaucoup alors le chloroforme (je parle de 1860) et, à l'exception des services de Nélaton et de Chassaignac, je n'y voyais guère de malades convenablement anesthésiés.

On était encore sous l'impression des faits retentissants de mort par le chloroforme qui venaient d'être portés devant les Sociétés savantes et dont la justice s'était émue ; aussi, le chloroforme, après avoir, pendant quelques années, supplanté l'éther, était-il sérieusement menacé de capituler à son tour. Strasbourg, Montpellier, Lyon donnaient le signal de la réaction ; l'Académie de médecine, quelque peu ébranlée, se divisait sur le choix à faire entre les deux agents, et sans l'unanimité de la Société de chirurgie, qui n'a jamais varié, l'éther fût resté maître du terrain. A l'étranger, mêmes luttes, mêmes incertitudes sur le choix de l'anesthésique à employer : à Londres, en 1873, nous avons vu certains chirurgiens réserver le chloroforme pour les enfants et recourir pour les grandes personnes, à un mélange d'alcool, de chloroforme et d'éther, dans des proportions indiquées par les chiffres 1, 2, 3 ; d'autres lui préféraient un mode d'administration mixte basé sur l'inhalation successive et intermittente du protoxide d'azote, de l'éther et de l'air pur, d'après la méthode de Clover. Le premier de ces gaz ouvre la voie à l'éther, dont la dose peut être ainsi très minime. J'ai vu diriger l'anesthésie par Clover lui-même, avec un art infini et une prudence extrême : la scène est des plus émouvantes ; il faut, à chaque instant, faire respirer de l'air pur, interrompre soit le protoxide d'azote, soit l'éther, pour éviter l'asphyxie ou la syncope ; le malade est complètement à la merci de celui qui l'endort, et ce ne peut toujours être Clover !

Dans la pratique anglaise, l'anesthésieur est seul responsable ; il est des médecins, et trop souvent des empiriques, qui ne font que cela, et qui reçoivent, pour endormir l'opéré, des honoraires spéciaux ; le chirurgien peut se désintéresser complètement de l'opération ; de là peut-être le nombre relativement élevé des cas de mort par le chloroforme, de l'autre côté du détroit. *Another and another death from chloroform !* Il ne se passe guère de mois qu'on ne lise sous ce titre un article à sensation dans la presse médicale anglaise. Ailleurs, c'est au *bichlorure de méthylène* qu'on donnait la préférence ; j'ai vu Spencer Wells opérer plusieurs ovariotomies sous l'influence de cet agent, et je dois avouer que je ne lui ai point reconnu de supériorité bien marquée sur le chloroforme.

En Amérique, l'opinion médicale est très partagée : on paraît préférer l'éther dans les Etats du Nord ; on donne plutôt le chloroforme au Sud et à l'Ouest.

L'Allemagne et presque toute l'Europe préfèrent le chloroforme, qui se recommande par son énergie et par la précision de son administration ; les chirurgiens de la marine et de l'armée de presque tous les pays l'ont toujours employé de préférence à l'éther. « Il est, en effet, dit Brinton, commode, portatif, rapide dans son action et agréable dans ses effets. » Nous ferions volontiers, pour notre part, bon marché de la force et de la précision du chloroforme, s'il nous était bien démontré qu'il est notablement plus dangereux que l'éther, car *la bonne règle en chirurgie*, comme le dit judicieusement le professeur Bouisson, *consiste moins à économiser le temps qu'à économiser le danger ;* mais il est fort difficile d'apprécier, à l'aide des statistiques, la proportion respective des cas de mort observés après l'emploi de l'un ou de l'autre de ces deux agents, et surtout d'apprécier la part qui revient à l'anesthésique dans la production des accidents mortels ; l'âge, la faiblesse congénitale ou acquise des sujets, leurs habitudes, leurs maladies antérieures ou concomitantes, les précautions combinées plus ou moins sagement, etc., voilà autant d'éléments dont les statistiques ne peuvent guère tenir compte qu'en les décomposant : la synthèse du malade nous échappe. C'est le défaut de toutes les statistiques en médecine ; elles ne vaudront jamais les impressions recueillies, pendant une très longue carrière, par un praticien éclairé. Si nous consultons les gros chiffres, Baudens, pendant la guerre de Crimée, n'a vu que deux cas de mort sur 20,000 chloroformisations ; Billroth, après 1,500 chloroformisations, vient d'observer son premier cas de mort ; Nussbaum n'a eu aucun décès ; Ker, à l'infirmerie royale d'Edimbourg, n'a eu, en dix ans, qu'un cas de mort sur 36,500 anesthésiés par le chloroforme. Pour moi, *si licet magnis componere parva*, j'ai fait ou vu faire plus de 4,000 chloroformisations, chiffre déjà bien respectable et, si j'ai parfois côtoyé la mort de près, j'ai eu le bonheur de ne perdre de ce chef aucun malade ; j'espère bien terminer ma carrière chirurgicale sans éprouver cette poignante émotion.

Les chirurgiens de la marine n'ont rien apporté au nécrologe de l'anesthésie. « Depuis vingt-cinq ans, » dit M. Rochard, dans son *Histoire de la Chirurgie*, « il n'est pas survenu un seul décès « par le chloroforme dans nos ports, à bord de nos navires ou « dans nos colonies. » Ces lignes, écrites en 1875, sont toujours vraies, et dernièrement encore, à l'Académie de médecine, dans la discussion sur les anesthésiques, notre illustre chef a pu proclamer avec un légitime orgueil les excellents résultats que nous devons à la marche rationnelle suivie pendant la chloroformisation, à la valeur des médecins auxquels nous la confions et aux précautions de tout genre dont nous entourons nos malades : le collègue chargé du chloroforme se résigne au poste de sacrifice qui lui a été assigné, sans perdre un instant de vue les phases de l'anesthésie.

Voulez-vous savoir à quelle proportion minime se réduisent les cas de mort publiés tant en France qu'à l'étranger ? D'après les derniers relevés de Kappeler et de Duret, le chiffre des décès ne dépasse pas 250, depuis la découverte de Jackson jusqu'à nos jours, et les opérations faites pendant cette période se chiffrent par millions ! Sans doute, il convient de faire une très large part aux faits inédits ; mais si vous interrogez la pratique des chirurgiens qui ont été, sous ce rapport, les plus malheureux ; si vous consultez les statistiques les plus chargées, vous n'y verrez pas plus d'un mort sur 2,000 ou 2,500 opérés ! Il n'y a donc rien de fondé dans l'appréhension étrange de certains sujets pour le chloroforme : tel le refuse ou ne l'aborde qu'avec terreur, qui affronte de gaieté de cœur des chances beaucoup plus grandes de mort et de quelle mort ! chaque fois qu'il met le pied dans un wagon. Les accidents ont beau se multiplier sur une même ligne, on ne renonce même pas aux voyages d'agrément et les recettes de la Compagnie ne diminuent pas d'un centime !

L'éther et le chloroforme sont jusqu'ici, en France, les seuls agents entre lesquels nous avons à opter, car le protoxide d'azote, auquel appartient peut-être l'avenir, n'est pas encore assez facile à manier pour entrer définitivement dans la pratique. Tous les deux exercent sur l'organisme une action tout à fait analogue : leurs vapeurs, introduites par la voie pulmonaire, pénètrent par les capillaires de la muqueuse bronchique, passent par le torrent circulatoire et imprègnent toutes les parties de l'organisme ; elles arrivent, en définitive, aux cellules centrales nerveuses, aux cellules sensitives dont elles coagulent la substance intime par un mécanisme tout à fait comparable à celui de l'alcool ingéré en excès. Sous cette influence, l'activité des cellules sensitives devient incohérente, elle perd tout rhythme et finit même par disparaître. L'élément nerveux peut reprendre sa consistance et ses fonctions primitives après élimination du poison : l'anesthésie n'est, en effet, autre chose qu'un véritable empoisonnement, qui frappe successivement d'interdit, en remontant l'échelle de la hiérarchie vitale, les différents centres nerveux. Suivez avec soin la marche de l'anesthésie chez le premier sujet que vous nous verrez endormir ; quand nous aurons franchi, sans brusquerie, en y accoutumant doucement le malade, les premiers instants d'une lutte absolument volontaire, qui peut manquer, du reste, chez les sujets inconscients ou pleins de confiance dans le chloroforme, après quelques picotements dus à l'action irritante locale, vous le verrez d'abord, agité de mouvements spasmodiques et désordonnés, présenter une respiration anxieuse et entrecoupée ; les mâchoires seront fortement rapprochées, les veines du cou turgescentes, les muscles droits de l'abdomen comme tétanisés : c'est là la première période, celle qu'on a nommée période d'*excitation*. Puis tout rentrera dans l'ordre, le sommeil deviendra calme, la respiration profonde et régulière, le pincement de la peau n'éveillera plus que des sensations obtuses, et bientôt la sensibilité disparaîtra, en même temps que la contraction musculaire ; si vous soulevez les bras du sujet, ils retomberont inertes le long du corps dès que vous les abandonnerez à eux-mêmes. Cette deuxième période, dite *de tolérance*, peut être maintenue pendant très longtemps par quelques inhalations habilement ménagées : il ne faut pas la franchir.

Vous avez jusqu'ici mis en suspension d'emploi les hémisphères cérébraux, centre des fonctions psychiques, arrêté le fonctionnement de la moëlle et de la protubérance comme organes de la sensibilité ; sachez percevoir les premiers indices de la résolution musculaire. Ce phénomène indique que l'agent anesthésique étend son action au-delà des limites de l'encéphale et qu'il atteint l'axe médullaire comme centre excito-moteur.

Sachez vous tenir dans cette période. sous peine de voir se suspendre brusquement l'action du bulbe et des nerfs organiques, principes des mouvements respiratoires et cardiaques. Vous entreriez dans la période qu'on peut appeler *bulbaire*, période terrible dont vous ne pourriez peut-être conjurer les effets. Tous les nerfs qui émanent du bulbe pourraient être frappés de paralysie et le malade succomberait soit par syncope, soit par paralysie. La congestion cérébrale qui termine quelquefois la scène, d'après Gosselin, est infiniment plus rare.

La syncope, mode de terminaison le plus fréquent, s'annonce par la pâleur de la face et par la fréquence excessive du pouls, coïncidant avec l'extrême faiblesse de ses battements ; la pression baisse constamment dans les artères malgré une accélération croissante du cœur qui peut aller jusqu'à 200 pulsations ; puis le cœur se ralentit, exécute trois ou quatre systoles lentes et allongées et s'arrête tout à fait. Il y a, comme l'ont démontré les expériences de Claude Bernard et de Vulpian, paralysie des ganglions excitateurs des mouvements du cœur.

Si nous voulions étudier les faits au point de vue purement physiologique, nous séparerions de cette syncope ultime, inévitable si on pousse l'anesthésie jusqu'à la saturation bulbaire, et par conséquent prévue, un autre genre de syncope qui peut se produire au début même de l'anesthésie : c'est la *syncope* dite *primitive*. Dès les premières bouffées de chloroforme, si le sujet est surpris brusquement par l'abord d'une grande quantité de vapeurs vers les voies respiratoires, le cœur et les poumons peuvent cesser tout à coup les fonctions, et il survient parfois une syncope mortelle, qui doit être attribuée à l'excitation des nerfs trijumeaux et laryngés portée vers le cœur par action réflexe.

Il faut se défier aussi de l'évanouissement qui peut se produire dès les premières vapeurs anesthésiques, chez certains sujets sidérés d'avance à l'idée d'une opération et que j'attribue plus encore au *shock* nerveux qu'à l'anesthésique lui-même.

Quelle que soit la valeur de ces distinctions, ce qu'il importe essentiellement de savoir, au point de vue pratique, c'est que toute syncope, de quelque nature qu'elle puisse être, qu'elle se produise sous le chloroforme ou par le chloroforme, est une porte largement ouverte à la mort, et qu'il ne faut pas perdre un instant pour ranimer l'action du cœur.

Que ne puis-je, Messieurs, vous retracer les émotions terribles du chirurgien en présence de ces cas de mort apparente qu'un moment d'inaction ou d'affolement peut transformer en une mort réelle ! Je vois encore (de telles impressions ne s'oublient pas) les malades qui faillirent ainsi mourir entre mes mains.

Le premier, un nommé Baudit, apporté à la Salle 14, dans un état d'épuisement complet, dû à une suppuration prolongée, avait, à la suite d'un phlegmon diffus, une décortication complète du membre supérieur jusqu'au voisinage de l'épaule. M. Maher, alors directeur et professeur de clinique chirurgicale, voulut bien me confier la désarticulation. Dès les premières bouffées du chloroforme administré par notre regretté confrère Margain, et sans le moindre signe précurseur, le pouls s'arrêta, le visage prit une teinte livide, et j'entendis prononcer ces paroles lugubres : « Il est mort ! » Jeter là mon couteau, étendre le malade de tout son long, faire pendre la tête au-delà de la table d'opérations, saisir rapidement la langue, flageller le cœur, tout cela fut l'affaire d'un instant... Le malade revint à lui et nous l'opérâmes, séance tenante, sans autre tentative d'anesthésie.

Le second sujet fut une petite fille de Châteauneuf, opérée pour une tumeur érectile du front. Ses parents allaient arriver par le train du matin, au moment même où nous luttions contre une syncope chloroformique : peut-être allions-nous leur rendre un cadavre ! Quel soupir de soulagement dès que la respiration se rétablit ! Les accidents de ce genre sont très rares chez l'enfant.

Quelques-uns de vous n'ont pas oublié cette enfant de quelques mois qui fut rappelée trois fois à la vie par un courant électrique, au cours de l'extirpation, très laborieuse, d'une tumeur volumineuse du cou, ni ce petit garçon de sept à huit ans, chez lequel, à la suite d'une fracture claviculaire traitée à la campagne, sans aucun appareil, il me fallut reséquer le fragment interne de la clavicule sorti en arrière, au-dessus de l'omoplate ; ses parents l'avaient fait manger, malgré ma défense, et il eût payé de la vie leur imprudence si M. Catelan, alors chef de clinique, ne l'eût saisi par une jambe et balancé tout nu devant une fenêtre. C'était renouveler la fable de Lycas, qu'Hercule fit pirouetter comme une fronde, avant de le lancer du haut d'une montagne, pour le punir de lui avoir apporté la tunique de Déjanire ; plus heureux que Lycas, notre jeune enfant fut sauvé par cette manœuvre, qui ramena le sang dans les vaisseaux du cerveau.

Je ne puis mieux vous faire apprécier les dangers de l'anesthésie et vous tracer la conduite à tenir, en cas d'accident, qu'en évoquant devant vous ces durs enseignements de ma pratique. Un soir, je n'avais avec moi qu'un seul aide médical et quelques infirmiers ; un capitaine anglais, taillé en athlète, fut apporté à l'Hôpital civil en état d'ivresse, avec une luxation de l'épaule. Son navire allait partir ; pressé d'opérer la réduction, je le soumis au chloroforme, qu'il me fallut pousser jusqu'à la résolution musculaire la plus complète. Pris de syncope, à une période avancée de l'anesthésie, il ne dut son salut qu'à l'excitation faradique du diaphragme.

C'est aussi, grâce à ce puissant moyen, que nous avons pu, il y a quelques années, ranimer une malade un peu trop saturée de chloroforme pendant une longue autoplastie de la face ; l'opération était à peu près terminée quand nous eumes à combattre une syncope bulbaire, qui se reproduisit à plusieurs reprises, après soustraction de l'anesthésique ; nous sortîmes enfin victorieux de cette lutte suprême !

Pour nous résumer, il ressort des expériences physiologiques et de l'observation des malades, que l'anesthésie comporte différentes phases : *excitation, tolérance, insensibilité, résolution musculaire, paralysie des nerfs de la respiration, asphyxie* ; qu'il ne faut faire parcourir au malade que les trois premières étapes et qu'on doit s'arrêter au début de la quatrième, à moins qu'il ne s'agisse de la réduction d'une luxation difficile, qui exige l'assouplissement absolu des muscles : on sait alors à quels dangers on s'expose et on redouble d'efforts, soit pour conjurer les accidents, soit pour les combattre. Respiration artificielle, flagellation, électricité, tels sont les moyens les plus efficaces, si on les applique à temps.

L'éther est-il moins dangereux que le chloroforme ? Oui, dit la statistique brutale. M. Gayet n'avait relevé, jusqu'en 1875, que sept cas de mort par l'éther dans la pratique lyonnaise, et, d'autre part, le docteur Coles arrive, en combinant les statistiques anglaises et américaines, aux résultats suivants :

Avec l'éther, 1 mort sur 23.000 opérations (en chiffres ronds) ;

Avec le chloroforme, 1 sur 3,000 ;

Avec un mélange de chloroforme et d'éther, 1 sur 5,000 ;

Avec le bychlorure de méthylène, 1 sur 5,000.

Il ne semblerait pas permis d'hésiter en présence de ces chiffres, et pourtant que d'arguments à faire valoir en faveur du chloroforme ! S'il expose davantage à la syncope et à l'asphyxie, l'éther, par contre, produit bien plus fréquemment la congestion cérébrale, la congestion pulmonaire, et l'intoxication anesthésique ; il agit bien plus lentement : il est plus désagréable à respirer que le chloroforme, et la période d'excitation est souvent très pénible en ce qu'il impressionne vivement le système nerveux et les organes de la respiration. N'est-ce donc rien que d'engager pendant longtemps une véritable lutte avec un opéré, alors que chez certains sujets soumis au chloroforme, chez les enfants, chez les femmes et chez les aliénés, la période d'excitation passe souvent inaperçue ? Un sommeil calme, suivi d'un réveil naturel, ne doit-il pas exercer une influence heureuse sur les suites opératoires ? On agite sans cesse, dans les Sociétés savantes et dans les Congrès, cette question du choix à faire entre l'éther et le chloroforme, et chacun se cramponne à son agent de prédilection. La question est peut-être mal posée. Il serait plus conforme au véritable esprit clinique, puisque chacun d'eux offre des inconvénients et des avantages, de rechercher avec soin quels sont les sujets pour lesquels on doit préférer l'un ou l'autre. On a déjà fait quelques pas dans cette voie ; c'est le véritable terrain de conciliation entre les partisans de l'éther et ceux du chloroforme. On s'accorde assez généralement, même à Lyon, ce dernier rempart de l'éther, à préférer le chloroforme chez les enfants.

Si on considère que l'action de l'éther sur le cœur est stimulante et que celle du chloroforme est justement l'inverse, il faudrait peut-être, comme le conseille Brinton, préférer l'éther dans tous les cas où le *shock* nerveux est très marqué, lorsque l'action du cœur est faible, lorsque cet organe est graisseux ou dilaté.

L'introduction des vapeurs d'éther dans les poumons, peut y faire naître, même alors qu'ils sont sains, une irritation bronchique qui en fera nécessairement rejeter l'emploi chez les sujets dont les bronches sont très irritables. J'ai pu fréquemment endormir sans inconvénient, avec le chloroforme, des asthmatiques et même des tuberculeux assez peu avancés.

Les opérations faites de nuit comportent, vu l'extrême inflammabilité des vapeurs d'éther, des précautions spéciales ; il faut en éviter l'emploi si on manie le thermo-cautère au voisinage de la face ou dans l'intérieur de la bouche. Un malade de Dolbeau, opéré par le cautère actuel sous l'anesthésie locale, pour une tumeur du rectum, fit tout-à-coup explosion. Le fait ne fut que plaisant ; il aurait au pharynx des suites infiniment plus graves.

Voilà, Messieurs, quelques jalons posés dans la vue d'une étude comparative sérieuse ; l'avenir se chargera de compléter ces indications et de mettre un terme à nos incertitudes.

Valette, de Lyon, de regrettable mémoire, terminait un remarquable plaidoyer en faveur de l'éther par une anecdote piquante ; je ne résiste pas au plaisir de vous la citer. Peu touché des arguments de l'Ecole, Bonnet était demeuré fidèle au chloroforme. Un jour, il eut une dent à se faire extraire et il songea à l'anesthésie. Il était assis sur le fauteuil du dentiste ; la personne qui devait administrer l'agent, lui dit : « Eh bien, monsieur Bonnet, employons-nous l'éther ou le chloroforme ? » Il réfléchit un instant, puis il répondit : « Employez l'éther ! » Ce fut pour lui, dit Valette, le chemin de Damas ; à dater de ce moment, le chloroforme fut banni de son service hospitalier et de sa pratique de la ville.

Me mettant, par la pensée, comme tout chirurgien consciencieux doit le faire, aux lieu et place de l'opéré, je n'hésite pas à préférer le chloroforme, parce que j'ai la plus grande confiance dans notre manière de l'administrer.

On a invoqué bien des causes pour expliquer les accidents de l'anesthésie : on a incriminé tantôt la pureté du chloroforme, tantôt la façon de le donner. « *Le chloroforme pur et bien administré ne tue jamais,* » a dit Sédillot. De cet aphorisme un peu exagéré ne retenez que la nécessité de n'employer qu'un chloroforme à l'abri de tout soupçon et de ne pas laisser pénétrer dans le torrent circulatoire une trop grande quantité de vapeurs anesthésiques. Est-ce à dire qu'on puisse doser exactement la quantité de chloroforme nécessaire pour amener l'anesthésie ? J'ai vu longtemps dans la marine afficher dans cette prétention : on versait le chloroforme dans le cornet par 10 grammes d'abord, puis par 5 grammes, ajoutant ainsi successivement de nouvelles doses de 5 grammes jusqu'à anesthésie complète ; on en arrivait souvent à ne plus compter : c'est qu'en effet certains sujets ont pour le chloroforme une tolérance singulière, tandis que d'autres sont foudroyés par une quantité minime. Tout ici se réduit à une question de réceptivité individuelle et de rapidité d'absorption de poison. Comment apprécier ces deux facteurs ? On ne se préoccupe pas, aujourd'hui, d'un dosage reconnu impossible et on préfère s'attacher à régler la marche ou, comme on le dit, la *technique* de la chloroformisation. Faut-il, comme le veut Gosselin, procéder par voie d'*intermittences*, ou bien diriger l'inhalation d'une manière *continue*, en administrant successivement de petites doses d'anesthésique, comme le recommande M. Perrin, si compétent en pareille matière ? Vaut-il mieux employer les doses massives, c'est-à-dire la méthode dite foudroyante ? La longue discussion soulevée récemment à l'Académie de médecine, sur ce point de pratique, n'a abouti qu'à la condamnation de la méthode des intermittences, qui n'y a guère trouvé de partisans, en dehors de son auteur ; elle prolonge inutilement l'anesthésie, sans économiser la quantité de chloroforme absorbé.

Mieux vaut, d'après les expériences de Paul Bert (*Société de biologie,* séance du 7 octobre 1882), recourir à la méthode du foudroiement, qui consiste à faire inspirer, dès le début, une dose assez forte de vapeur anesthésique ; puis, le sommeil une fois obtenu, à n'administrer que des quantités très faibles, juste ce qu'il faut pour le maintenir pendant l'opération. On dépense ainsi beaucoup moins de chloroforme que par la méthode des intermittences.

Nous n'avons jamais fait autre chose depuis vingt ans et nous sommes heureux de voir la pratique que nous vous avons toujours recommandée, concorder avec les expériences de l'éminent physiologiste.

Disons, toutefois, *nam agitur de pelle humanâ,* que pour nous mettre en garde contre la syncope primitive, la plus dangereuse de toutes, nous ne recourons aux doses massives qu'après avoir accoutumé le malade par de petites doses, éloignant et rapprochant alternativement le cornet de son visage. Alors seulement nous poussons la chloroformisation à fond. Ce mode de faire peut bien conserver le nom de *méthode par foudroiement,* si terrifiant que puisse être ce mot, mais avec un correctif on ne peut plus rassurant : nous l'appellerons, si vous le voulez bien, *foudroiement après accoutumance.*

Je suis très loin, Messieurs, d'avoir abordé dans cette esquisse rapide toutes les questions importantes que soulève l'anesthésie. Laissant à dessein de côté tous les succédanés des deux principaux agents qui se partagent la faveur des chirurgiens et du public, j'ai voulu faire taire les appréhensions qu'ils peuvent encore inspirer, tout en vous conseillant de ne pas vous endormir dans une sécurité complète : l'ivresse, la faiblesse extrême, les maladies graves du cerveau, du cœur ou des poumons, la stupeur qui suit les grands accidents constituent autant de contre-indications formelles.

Habituez vous-mêmes le malade aux premières bouffées du chloroforme : il a remis son sort entre vos mains, et il ne manquerait pas d'avoir quelques hésitations en présence d'un nouveau visage ; puis, lorsque vous aurez remis le cornet à l'aide chargé de l'anesthésie, ne vous désintéressez jamais du chloroforme. Un moment d'inattention de votre part peut faire peser sur vous une responsabilité terrible. En vain objecteriez-vous que l'opération rendait la surveillance de l'anesthésie difficile ou même impossible ; une famille ne pardonnera jamais à un chirurgien de n'avoir pas dominé tous les détails d'une scène dont il était le principal acteur, et le public sera moins indulgent encore. Ayez sous la main une machine électrique, informez-vous souvent de l'état du pouls, ayez l'œil sur la région diaphragmatique, l'oreille tendue vers les bruits laryngiens, interrogez le réflexe palpébral qui cesse de se produire dès que la vie de relation a disparu... C'est à vous et non à votre aide qu'on demandera compte des accidents.

Rappelez-vous bien, Messieurs, que *le chloroforme tue le chirurgien aussi bien que le malade* et qu'un seul cas de mort par l'anesthésie peut faire sombrer en un instant toute une vie de travail !

ROCHEFORT. — SOCIÉTÉ ANONYME DE L'IMPRIMERIE CH. THÈZE.

www.ingramcontent.com/pod-product-compliance
Ingram Content Group UK Ltd.
Pitfield, Milton Keynes, MK11 3LW, UK
UKHW020410250726
13967UKWH00006B/2574

9 782013 045759